FRAGMENT

DE

THÉRAPEUTIQUE

CHIRURGICALE-MÉCANIQUE.

OUVRAGES DU MÊME AUTEUR.

Méthode Analytique-Comparative de Botanique, appliquée aux genres de plantes phanérogames qui composent la Flore Française; 1 vol. in-4º. A Paris, chez FERRA jeune, libraire, rue des Grands-Augustins, nº 23.

Pour paraître sous peu.

Traité Médico-Philosophique sur l'Amour Sexuel; 1 vol. in-8º.

IMPRIMERIE DE LEBEL, IMPRIMEUR DU ROI.

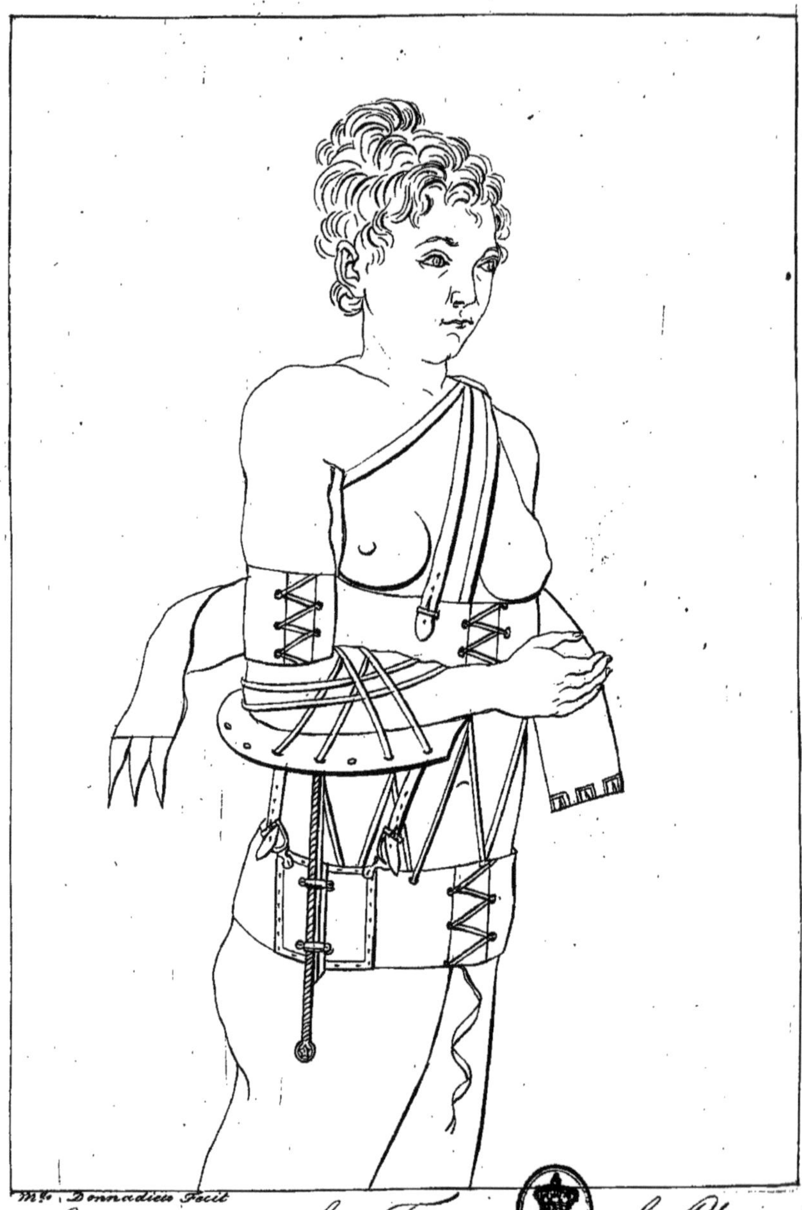

Appareil pour la Fracture de la Clavicule
par B. L. Peyre 1816

FRAGMENT

DE

THÉRAPEUTIQUE

CHIRURGICALE-MÉCANIQUE.

EXPOSÉ

D'UN NOUVEL APPAREIL

POUR LA GUÉRISON DE LA FRACTURE

DE LA CLAVICULE:

Par B.-L. Peyre,

CHEVALIER DE L'ORDRE ROYAL DE LA LÉGION-D'HONNEUR; CHIRURGIEN-MAJOR DU 18e RÉGIMENT D'INFANTERIE DE LIGNE.

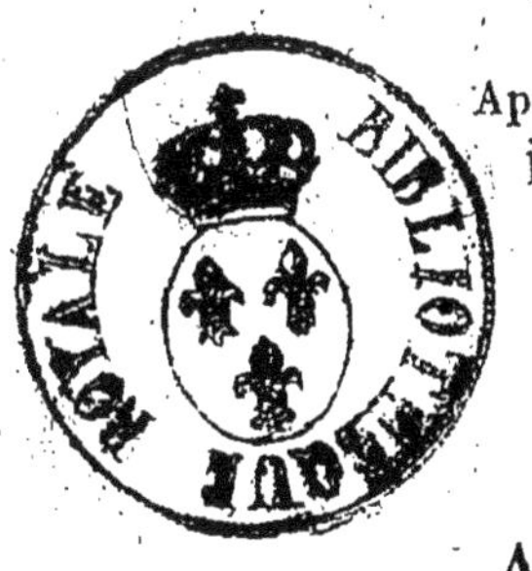

Après de vains efforts pour mieux faire,
je crois devoir le donner tel qu'il est.
A. LAFONTAINE.

A PARIS,

CHEZ FERRA JEUNE, LIBRAIRE,
RUE DES GRANDS-AUGUSTINS, No 23.
1823.

A M. LE BARON PERCY,

Commandant de la Légion-d'Honneur, chevalier de l'Ordre de Sainte-Anne de Russie, deuxième classe; de l'Aigle-Rouge de Prusse; de l'Ordre de Mérite de Bavière; membre de l'Institut royal de France en l'Académie des Sciences; Professeur à la Faculté de Médecine de Paris; ancien Chirurgien - Inspecteur - général du service de santé des armées.

>>>>>>⊛<<<<<<

O vous qui, par vos nobles travaux, vos rares talens et par votre zèle infatigable à secourir les braves au milieu des combats, avez mérité tous les genres d'illustration, acquis tous les titres à la célébrité; vous, que tous les chirurgiens militaires se glorifient d'avoir eu pour chef, et qui avez tant fait pour leur gloire et leur bonheur, daignez agréer l'hommage de cet opuscule, comme

*

un témoignage, que je me plais tant à vous donner, de ma vénération et de ma reconnaissance !

Nîmes, le 1er septembre 1816.

B.-L. PEYRE.

FRAGMENT

DE

THÉRAPEUTIQUE

CHIRURGICALE - MÉCANIQUE.

La fracture de la clavicule, une des plus fré-
quentes par la forme et la position de cet os,
est aussi l'une de celles qu'il est le plus difficile
de guérir sans difformité, par la difficulté
qu'on a de maintenir les fragmens en rapport
après la réduction : aussi, c'est celle qui a le
plus exercé l'imagination des chirurgiens de
tous les temps, et pour laquelle on a le plus
inventé de moyens curatifs.

Les causes du déplacement des fragmens
ayant été long-temps méconnues, on n'a pu les
combattre efficacement Les moyens curatifs
se multiplièrent à l'extrême jusqu'en 1768 [1],

mais sans succès, parce qu'ils ne remplissaient pas les indications curatives, qui sont, 1° d'écarter le fragment externe ou huméral, de l'interne ou sternal, en portant l'épaule en dehors pour faire cesser le déplacement selon la longueur, déplacement causé par l'action des muscles qui, de la poitrine, s'attachent à l'humérus, à l'omoplate et au fragment supérieur; 2° d'élever le même fragment, en portant l'épaule en haut, pour remédier au déplacement selon l'épaisseur, déplacement causé par le poids du bras et par l'action du muscle grand dorsal; 3° de maintenir les fragmens dans le rapport où on les a mis, jusqu'à la guérison.

Il était réservé au célèbre DESAULT de bien saisir ces indications, et de trouver un appareil qui les remplît [2]. Son bandage a fait tomber dans l'oubli tous les moyens qu'on avait imaginés avant lui, et dont on ne parlera plus que dans les ouvrages destinés à faire l'histoire de l'art ou de la fracture qui nous occupe [3].

Quoique le *bandage de Desault* remplisse parfaitement le but pour lequel il a été inventé, il n'est pas exempt de défauts : le plus grand de tous est de comprimer fortement toute la poitrine et les mamelles, inconvénient qui en rend l'application douloureuse et dangereuse (4), et qui la rend impossible sur les femmes enceintes, les nourrices et celles qui sont menacées ou atteintes de cancer au sein, et généralement chez tous les sujets affectés de maladies dypsnéiques. La nécessité d'appliquer plusieurs jets de bande sur la clavicule fracturée pour soutenir le bras (5); celle de renouveler souvent ce bandage par le relâchement des bandes, et la difficulté où l'on est de le bien appliquer, ajoutées au danger de son application, ont porté M. le professeur Boyer à inventer un nouveau moyen (6). Son bandage, composé du coussin axillaire et d'une ceinture fixée sur la poitrine, à laquelle on fixe le bras au moyen d'un brasselet, par plusieurs boucles placées des deux côtés du membre, est sans doute bien simple; mais il gêne beaucoup la respiration, et ne s'oppose pas au déplacement, selon l'épaisseur des fragmens. Une écharpe ne peut suffire pour soutenir le bras. On ne peut admettre que la pression

du bras contre le tronc l'empêche de des-
cendre par son propre poids; car, pour cela,
il faudrait que la pression fût bien forte. L'on
sent que cette pression serait pénible à supporter et dangereuse à exercer, surtout sur
des sujets cacochymes, atteints de scorbut, de
la fièvre putride, de leucophlegmatie, etc.;
en outre, cette pression gênerait davantage
la respiration, ce qui n'est jamais sans danger.

Quand tous les chirurgiens s'accordent à
reconnaître les vices qu'a le bandage de Desault, de comprimer les mamelles et de gêner
la respiration, et quand tous font des vœux
pour un bandage ou appareil qui n'ait pas ces
défauts ou ces inconvéniens, on est étonné de
voir que M. le professeur DELPECH propose (7)
un corset de toile qui tient depuis les aisselles
jusqu'à deux travers de doigt au-dessus de la
crête des os des îles; corset destiné à fixer la
pelote axillaire, sur lequel elle est cousue, et
à supporter, par deux brides verticales; les
chefs d'une fronde qui, en embrassant le
coude, tient le bras contre le tronc, et l'élève
en même temps au degré convenable pour

mettre et maintenir les fragmens en rapport.

Outre le défaut du bandage de Desault, celui de M. Delpech a de plus le grave inconvénient de comprimer le ventre ; ce qui, comme on le sent bien, en doit rendre l'application impossible dans l'état de grossesse vraie ou fausse, dans l'hydropisie ascite, dans les obstructions et dans les inflammations des viscères abdominaux ; dans les hernies, qui peuvent même être forcées par ce bandage ; dans la tympanite, et généralement dans toutes les affections des organes contenus dans les capacités abdominale et thorachique, ainsi que dans les lésions des parois de ces cavités. La fronde que cet habile chirurgien a imaginée pour soutenir le bras et le fixer contre le tronc, est un moyen fort ingénieux et très-simple ; mais, par la pression constante que cette fronde exerce sur la peau qui recouvre l'olécrane, elle causera toujours la douleur dans cette partie, et en produira l'inflammation et l'excoration. Cet effet a été observé sur le premier malade qu'on a traité par cet appareil; on devait s'y attendre. M. le docteur CANONGE, chirurgien à Nîmes, a obtenu le même résultat dans la seule occasion qu'il a eue de s'en servir. Combien cette excoriation, et l'ulcération qui peut en être la suite, sont dangereuses, surtout chez les sujets qui sont dans l'un des cas que j'ai désignés, comme s'opposant à la pression du bras par l'appareil du professeur Boyer.[8].

Lorsque des chirurgiens tels que Desault, le baron Boyer, le chevalier Delpech, ont réfléchi sur un sujet, peut-on espérer, en s'occupant du même objet, pouvoir faire mieux qu'eux ? Peu de personnes pourront le supposer. Arrêté par ces grands noms, j'ai été long-temps à me décider à me livrer à cette occupation. Le désir de contribuer au perfectionnement de l'Art et au bien de l'humanité a seul pu me déterminer à chercher un nouveau moyen de guérir. J'éprouve la douce satisfaction d'avoir enrichi la thérapeutique d'un appareil qui n'a aucun des inconvéniens reconnus aux appareils de mes illustres prédécesseurs. Je puis me réjouir de cette inven-

tion, puisque M. le docteur Boucher, chirurgien en chef de l'hôpital de Lyon, a appliqué
trois fois mon appareil avec succès, et que je
dois supposer qu'il réussira toujours. Je té-
moigne à M. Boucher la plus vive reconnaissance pour la bonté qu'il a eue de faire usage
de mon appareil, qui, sans lui, ne serait
pas encore connu ; car, à mon grand éton-
nement, cet habile praticien est le seul qui
n'ait pas dédaigné mon moyen curatif, et qui
se soit empressé d'en faire l'application . .

. . . .

COMPOSITION DE L'APPAREIL.

Cet appareil consiste, 1° en un support
sur lequel on fixe une plaque, sur laquelle
plaque porte le coude et l'avant-bras. Ce support, engagé par une tige descendante dans
une coulisse, monte et descend à volonté, au
moyen d'une vis fixée par deux écrous sur
une plaque concave, laquelle, étant cousue
sur une ceinture, s'applique sur la hanche ;
aux deux angles supérieurs de la plaque sont
deux boucles à chappe rompue, auxquelles se
fixent deux courroies qui terminent une bandoulière passée sur l'épaule saine ; cette bandoulière, d'un cuir serré, pour qu'elle ne prête
pas, soutient la plaque qui, sans cela, serait
descendue par l'effort de la vis et par le poids
du bras. 2° Une ceinture qui s'applique sur
la poitrine, à laquelle est cousu un bracelet
destiné à fixer le bras contre le tronc. Une
autre ceinture de renfort ou de précaution
s'applique sur la première, et embrasse le bras
et le corps. Ces deux ceintures, cousues en-

semble par le milieu ou le plein, sont soute-
nues par une bretelle. Un lacet les unit à celle
qui est appliquée sur le bassin, et empêche
cette dernière de glisser en bas. 3° Un coussin, ou pelote cunéiforme axillaire, nécessaire dans tous les appareils, fait avec du
vieux linge pour en prévenir l'affaissement,
et soutenu sur l'épaule opposée par une cour-
roie ou un ruban qui est engagé, ainsi que la
bretelle ou la bandoulière, dans une anse ou
épaulette cousue sur cette dernière. Le bras
est fixé sur la plaque du support par des lacets
croisés qui s'opposent à ce qu'il avance, recule
ou s'éloigne du corps. La plaque est vissée sur
le support, et peut être éloignée ou rappro-
chée du tronc pour s'adapter ainsi plus faci-
lement sur les personnes qui ont les hanches
ou le bassin plus ou moins large. Cette plaque
est coupée de manière à pouvoir servir des
deux côtés en la renversant. Elle est en cuivre
jaune, mais doit être dorée, pour que l'hu-
midité des linges, dans le cas de plaie au bras,
ou la sueur, ne l'oxident pas.

AVANTAGES DE CET APPAREIL.

1° La gorge n'est point comprimée; 2° le bras étant fixé sur le support, il n'est pas nécessaire de serrer fortement la ceinture à laquelle tient le bracelet; ainsi, la respiration n'est que très-peu gênée; 3° la clavicule fracturée étant à nu, on est libre d'appliquer tout ce qui est nécessaire dans le cas où il y a contusion, échymose, et quand la fracture est comminutive; 4° dans le cas de complication de blessure au bras ou à l'avant-bras, on peut panser ces plaies sans rien déranger, au moyen du bandage de Scultet; 5° cet appareil ne peut se déranger, n'a pas besoin d'être renouvelé; 6° enfin, l'on est maître de donner au bras ce haut degré d'élévation nécessaire, pour mettre le fragment externe en rapport avec l'interne, comme le recommande expressément Delpech. Ce professeur a démontré aussi la nécessité de la position horizontale du malade. On devra observer ce précepte le plus qu'il sera possible. On sent que le malade devra être couché bien au bord du lit du côté lésé, pour que l'appareil ne soit pas dérangé.

APPLICATION DE CET APPAREIL

1° Dans la fracture de l'apophyse acromium, ce moyen serait également avantageux, en supprimant le coussin axillaire et en en plaçant un entre le coude et le tronc, qu'on peut coudre à la ceinture sous le bracelet.

2° La fracture du col de l'humérus ou près des tubérosités supérieures, si difficile à guérir par la difficulté qu'on a de soutenir le fragment inférieur et de le maintenir constamment en rapport avec le fragment supérieur, fixé dans la cavité par les ligamens articulaires, pourrait guérir par le moyen que je propose.

3° Les luxations de l'humérus causées par une affection organique de la cavité glénoïde de l'omoplate, ou par un relâchement des ligamens articulaires, ayant besoin de moyens contentifs continués pendant long-temps, pourraient aussi être traitées par cet appareil; modifié comme dans les cas précédens, dans toutes les luxations, il pourrait être appliqué avec succès.

MANIÈRE D'APPLIQUER L'APPAREIL.

1° On applique l'instrument ou support et la ceinture à laquelle il est cousu, sur la hanche et dans la direction perpendiculaire du bras. On lace la ceinture assez fortement sur le bassin. Chez les sujets maigres il serait nécessaire de la ouater. 2° On pose la bandoulière qu'on boucle à la plaque. 3° On place le coussin cunéiforme axillaire, on le fixe, en passant et nouant les rubans sur l'épaule, en les engageant dans l'anse ou épaulette de la bandoulière qu'ils retiennent. 4° On procède à la coaptation ou réduction, comme dans le procédé de Désault, en appliquant le bras sur le coussin, et en le portant en haut en dehors et en arrière, on le tient ainsi. 5° On lace la ceinture à laquelle tient le bracelet; un aide lace le bracelet sur l'extrémité inférieure du bras : cela fini, le même aide fait monter le support, au moyen de la vis, au degré convenable. Le premier chirurgien appuie toujours le bras du malade contre la poitrine, jusqu'à ce que l'aide ait lacé l'avant-bras sur la plaque. Pour prévenir l'engorgement que peut causer la compression du bracelet, on peut appliquer le bandage de Scultet et lacer par-dessus. On devra aussi matelasser la plaque, par quelques compresses ou par un coussinet.

NOTES.

(1) Temps auquel Desault proposa son bandage, qui a été dès lors, et presque jusqu'à présent, le seul usité.

(2) Hippocrate avait senti ces indications, mais il ne les remplissait pas par ses moyens de réduction et contentifs. Paul d'Ægine avait fait mieux en employant une pelotte axillaire pour réduire la fracture; mais, ôtant cet appui au bras après la réduction, le fragment supérieur revenait à son premier état, étant tiré par les muscles, à l'action desquels rien ne s'opposait. Pecetti, sentant la nécessité de s'opposer à l'action musculaire, laissa la pelotte pendant le traitement et jusqu'à parfaite guérison. Ces données ont sans doute servi à Desault; mais ce grand chirurgien, en donnant une nouvelle forme à la pelotte, a autant de mérite que celui qui en a senti la nécessité. Il a la gloire d'avoir imaginé le moyen d'élever le fragment huméral, et de le maintenir pendant le traitement dans l'élévation et l'éloignement nécessaires. Tous les appareils imaginés après lui ne remplissent pas d'autre

but, et ne sont que des modifications de celui de cet habile praticien. Que tout lui rende hommage !

(3) H. F. Brette, *Dissertation sur la fracture de la Clavicule*, soutenue à l'École de Médecine de Paris, le 12 vendémiaire an XI de la république.

(4) On sent combien la pression du sein fait souffrir, et qu'elle cause toujours le phlegmon ou le cancer de ces glandes. La gêne de la respiration n'est pas plus supportable : tous les sujets que j'ai vus ainsi emmaillotés se sont plaints de ne pouvoir vivre dans cette oppression, et suppliaient toujours qu'on leur rendît la liberté de respirer. Cette fonction ne s'exerçant pas librement, le sang ne recevant plus tant d'oxigène, ne perdant plus tant de carbonne et d'hydrogène, on pense bien que la santé doit se ressentir de cette nouvelle manière d'être, d'autant plus qu'elle s'établit brusquement. Les sujets déjà malades doivent être bien plus sensibles à ces changemens. Il serait curieux d'observer dans quel état sont toutes les facultés après l'application continuée de ce bandage : les muscles doivent perdre de leur contractilité. Le cerveau, qui a tant besoin du sang artériel, doit être moins sensible, et, par suite, tout le système nerveux doit être dans un état de faiblesse voisin de la paralysie. Personne, que je sache, n'a jamais fixé son attention de ce côté; il

me-semble que cela en vaut bien la peine : la tem-
pérature du corps doit être diminuée.

(5) Dans les cas de fracture compliquée, où il
faut tous les jours renouveler l'appareil, ce bandage
ne pourrait être appliqué.

(6) *Leçons sur les Maladies des os*, par Boyer,
rédigées et publiées par Richerand en 1803.

(7) *Annales cliniques de la Société de Médecine
pratique de Montpellier*. Février 1814, t. XXXIII,
pag. 146.

L'auteur « n'étant pas pleinement satisfait de cet
appareil, » et voulant sans doute y faire quelque
correction, n'en a pas recommandé l'application
dans son ouvrage ; il renvoie à en parler dans un
autre. (Voyez *Précis élémentaire des Maladies
réputées chirurgicales*, par J. DELPECH, professeur à la Faculté de Médecine de Montpellier, etc.
tome 1er. Paris, 1816.)

(8) M. le professeur Delpech a observé que la
diathèse, ou l'état scorbutique, s'opposait à la réu-
nion et à la consolidation des fractures, et en re-
tardait ainsi de beaucoup la guérison ; la fronde
devant être appliquée plus long-temps dans ce cas,
l'effet de sa pression sur la peau de l'olécrane serait
inévitable. Ceci est applicable à l'âge de la vieillesse
et de décrépitude, dans lesquels le système osseux,

plus compact, plus saturé de phosphate calcaire, est moins animé et plus rapproché des substances improprement nommées inorganiques, et, partant, moins susceptible de s'enflammer, comme il doit l'être, pour le développement des bourgeons cellulaires, qui doivent, par leur adhérence, réunir les fragmens.

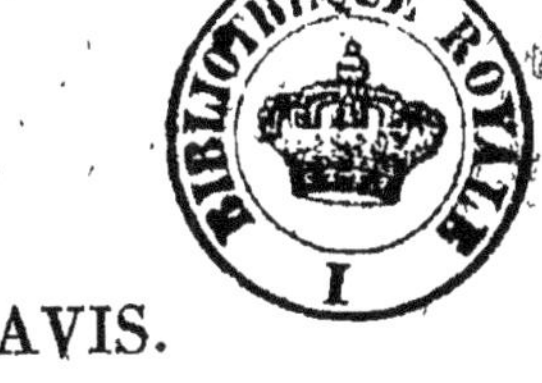

AVIS.

On trouvera des appareils chez M. Sirhenry, coutelier de l'École de Médecine, à Paris; le prix de chacun est de 100 fr., y compris la boîte qui le renferme. La dorure de la plaque en augmente beaucoup la valeur.